BEI GRIN MACHT SICH IHR WISSEN BEZAHLT

AF136279

- Wir veröffentlichen Ihre Hausarbeit,
  Bachelor- und Masterarbeit

- Ihr eigenes eBook und Buch -
  weltweit in allen wichtigen Shops

- Verdienen Sie an jedem Verkauf

Jetzt bei www.GRIN.com hochladen und kostenlos publizieren

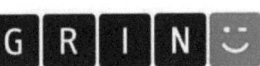

Optimierung der Work-Life-Balance im betrieblichen Gesundheitsmanagement

Miriam Mueller

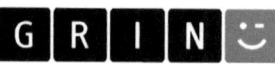

Bibliografische Information der Deutschen Nationalbibliothek:

Die Deutsche Nationalbibliothek verzeichnet diese Publikation in der Deutschen Nationalbibliografie; detaillierte bibliografische Daten sind im Internet über http://dnb.d-nb.de abrufbar.

ISBN: 9783346830616
Dieses Buch ist auch als E-Book erhältlich.

© GRIN Publishing GmbH
Nymphenburger Straße 86
80636 München

Druck und Bindung: Books on Demand GmbH, Norderstedt Germany
Gedruckt auf säurefreiem Papier aus verantwortungsvollen Quellen

Das Buch bei GRIN: https://www.grin.com/document/1333732

Hochschule für angewandtes Management

Fakultät Betriebswirtschaft

Wintersemester 2021/2022

Studienarbeit

Kurs: Zeitmanagement und Work-Life-Balance - Wie geht das?

Zeitmanagement und Work-Life-Balance

vorgelegt von

Miriam Müller

3. Semester

Tag der Einreichung: 06.03.2022

Gender-Erklärung

Aus Gründen der besseren Lesbarkeit wird in der vorliegenden wissenschaftlichen Arbeit die Sprachform des generischen Maskulinums angewandt. Es wird an dieser Stelle darauf hingewiesen, dass die ausschließliche Verwendung der männlichen Form geschlechtsunabhängig verstanden werden soll.

Inhaltsverzeichnis

Abbildungsverzeichnis

Tabellenverzeichnis

Abkürzungsverzeichnis

AOK	Allgemeine Ortskrankenkasse
BEM	Betriebliches Eingliederungsmanagement
BGF	Betriebliche Gesundheitsförderung
BGM	Betriebliches Gesundheitsmanagement
KiGa	Kindergarten

1 Einleitung

Den Satz „Ich muss das bloß noch schnell erledigen" hat mit hoher Wahrscheinlichkeit schon jeder einmal verwendet. Das „noch schnell" beschreibt dabei sehr gut die Einstellung der heutigen Gesellschaft. „Alles muss möglichst schnell, produktiv und dabei aber so kostengünstig und effizient wie möglich geschehen." (Sonntag 2016, S. 1). Diese Lebenseinstellung führt nicht selten zu andauernder Erschöpfung, Überforderung und schließlich zum Burnout, eine physische und psychische Erschöpfung, verbunden mit Schwierigkeiten bei der Lebensbewältigung.

Im Jahr 2019 zählte die AOK durchschnittlich 129,8 Arbeitsunfähigkeitstage je 1.000 Mitglieder aufgrund dieser Diagnose. Somit hat sich zwischen 2010 und 2019 das burnout-bedingte Arbeitsunfähigkeitsvolumen mehr als verdoppelt. Grundsätzlich zählen psychische Erkrankungen mitlerweile zu den Hauptursachen für Arbeitsunfähigkeit, sodass diese Thematik in den letzten Jahren in öffentlichen Debatten zunehmend an Bedeutung gewonnen hat (Statista 2021).

Um dem entgegenzuwirken, ist es unerlässlich, sich mit Themen wie Selbst- und Zeitmanagement sowie einer ausgeglichenen Work-Life-Balance auseinander zu setzen. Seine eigene Zeit zu managen ist enorm wichtig, wobei die Gründe hierfür vielfältig sind. Mit einem optimierten Zeitmanagement kann das berufliche als auch private Leben effektiver, ausgeglichener und glücklicher gestaltet werden. Aus diesem Grund ist auch das Interesse am Betrieblichen Gesundheitsmanagement in den letzten Jahren gewachsen, denn es verbessert nicht nur die Gesundheit der Mitarbeiter, sondern führt auch zu positiven betriebswirtschaftlichen Effekten (Bauer und Jenny 2015, S. 222).

Die vorliegende Studienarbeit befasst sich daher zunächst mit den theoretischen Hintergründen zum Thema Zeit- und Selbstmanagement. Nach der Begriffsbestimmung folgt eine Übersicht zu relevanten Methoden, die später im Fallbeispiel angewendet werden. Des Weiteren wird auf die eigene Leistungskurve und Methoden zur Stressbewältigung eingegangen. So kann fundiertes Wissen erarbeitet werden, um anschließend Implikationen für eine gelungene Work-Life-Balance im Fallbeispiel von Markus Müller abzuleiten. Die Handlungsempfehlungen werden abschließend in einem beispielhaften Wochenablauf skizziert. Der zweite Teil der Studienarbeit befasst sich mit dem Betrieblichen Gesundheitsmanagement (BGM). Nachdem die Ziele des BGM aufgezeigt wurden, folgen die Vorstellung der notwendigen Einführungsphasen und Erläuterung der Relevanz des Monitorings mittels Kennzahlen. Auf diesen Kenntnissen wird ein Konzeptentwurf entwickelt, um die Gesundheit im Unternehmen von Herrn Müller für die Geschäftsführung und die Mitarbeiter langfristig erfolgreich zu gestalten. Letztlich folgt eine kritische Stellungnahme zu den zentralen Ergebnissen und die Schlussfolgerung.

2 Zeit- und Selbstmanagement

In vielen modernen Organisationsstrukturen hat sich die Art des Arbeitens weg vom Mikromanagement hin zu größerer Flexibilität entwickelt. Mitarbeiter erhalten nicht mehr detaillierte Arbeitsschritte für eine Aufgabe, sondern vielmehr ein gewisses Ziel und ein bestimmtes Zeitfenster. Die Mitarbeiter sind darauf angewiesen, sich selbst zu strukturieren, um das gewünschte Ergebnis zu erzielen. Vor diesem Hintergrund gelten Zeit- und Selbstmanagement mittlerweile zu den wichtigsten Kernkompetenzen in der Arbeitswelt (Weisweiler et al. 2013, S. 13) und auch in Bezug auf die Fallstudie von Markus Müller. Im Folgenden leitet die Begriffsbestimmung zu Zeit- und Selbstmanagement, sowie Work-Life-Balance die Theorie ein.

2.1 Theoretischer Bezugsrahmen

„Zeit- und Selbstmanagement haben sehr viel mit der Thematik der Zielsetzung und Planung zu tun. Bekannte Probleme sind die Prioritätensetzung und Entscheidung zwischen Handlungsalternativen sowie die realistische Planung und Umsetzung." (Weisweiler et al. 2013, S. 17). **Zeitmanagement** meint im engeren Sinn die optimale Planung, Koordination und Umsetzung von bevorstehenden Aufgaben und Terminen. Im weiteren Sinne ist dabei die bestmögliche Nutzung der verfügbaren Zeit gemeint. Dafür wird auf den Gebrauch bestimmter Planungstools und -techniken (z. B. To-do-Listen) zurückgegriffen. Des Weiteren wird Zeitmanagement oftmals als Verhaltensweise definiert, die darauf abzielt, mittels bestimmter zielgerichteter Aktivitäten einen effektiven Zeitgebrauch zu erzielen. Im Zentrum steht hier die menschliche Selbstregulation, wodurch bereits der Kerngedanken des Selbstmanagements zu erkennen ist (Böttger et al. 2019, S. 23; Weisweiler et al. 2013, S. 14–15).

„Grundsätzlich gilt, dass das **Selbstmanagement** die Basis für ein gutes Zeitmanagement bildet." (Böttger et al. 2019, S. 23). Weisweiler et al. (2013, S. 17) beschreiben Selbstmanagementtechniken außerdem als eine „grundlegende Kompetenzen des Menschen, die selbstorganisiertes Handeln und die Anwendung von Wissen ermöglichen." Es wird dabei oft als Technik oder Strategie der Selbstregulation gesehen, um durch bewusste Steuerung interner Prozesse sein Verhalten zu beeinflussen. Zentrale Komponenten sind dabei das Setzen und die Verfolgung von Zielen, indem eine aktive Auseinandersetzung mit den eigenen Bedürfnissen, Stärken und Schwächen stattfindet. Dies kann im beruflichen als auch im privaten Leben angewendet werden. Des Weiteren werden Selbstreflexionsprozesse angestoßen, die einen positiven Einfluss auf die Entwicklung von Zeit- und Selbstmanagement und der eigenen Zufriedenheit haben (Weisweiler et al. 2013, S. 17–18).

In Bezug auf die Digitalisierung der Arbeitswelt und dem mobilen Arbeiten verschwimmt die Grenze zwischen Beruf und Privatleben immer mehr. Daher rückt das Thema **Work-Life-Balance** in den Vordergrund. Generell wird in der Wirtschaft der Begriff oftmals mit der Vereinbarkeit und dem Zusammenspiel von Beruf und Familie gleichgesetzt (Collatz und Gudat 2011, S. 3). Traditionell gesehen bezieht sich daher die „Work"-Komponente auf Beanspruchung und Verpflichtung und daher auf die Erwerbsarbeit, wohingegen mit der „Life"-Komponente im Sinne von Erholung und Selbstbestimmung die Bereiche Familie, Freundschaften, Hobbies oder soziales Engagement gemeint sind (Bauer und Jenny 2015, S. 227).

Papmeyer (2018, S. 16) argumentiert jedoch, dass diese Gegenüberstellung irreführend ist und „der Realität und ihrer Komplexität nicht gerecht [wird], da sie impliziert, dass die Erwerbsarbeit dem Leben entgegengesetzt ist und das eigentliche Leben außerhalb der Arbeit stattfindet." Ferner gibt es auch andere Tätigkeiten außerhalb der klassischen Erwerbsarbeit, die unter die Komponente „Work" fallen, wie zum Beispiel die Kindererziehung oder Haus- und Gartenarbeit

Ergänzend zu der bereits oben genannten Definition bedeutet Work-Life-Balance „eine neue, intelligente Verzahnung von Arbeits- und Privatleben vor dem Hintergrund einer veränderten und sich dynamisch verändernden Arbeits- und Lebenswelt." (Collatz und Gudat 2011, S. 5).

Aufbauend auf die theoretischen Begriffsbestimmungen werden in den folgenden Kapiteln verschiedene Methoden im Zeitmanagement vorgestellt, die Leistungskurve erläutert und Auswirkungen von Stress und mögliche Bewältigungsmethoden beschrieben. Aufgrund der großen Bandbreite an Selbst- und Zeitmanagementmethoden erhebt die nachfolgende Auflistung keinen Anspruch auf Vollständigkeit. Es werden lediglich die für das Fallbeispiel relevanten Methoden vorgestellt, um diese anschließend in Kapitel 2.2 anzuwenden.

2.1.1 Zeitmanagement- und Planungsmethoden

Die fortdauernde Anwendung von Zeitmanagement – und Planungsmethoden hilft dabei einen strukturierten Überblick der anstehenden Aufgaben und Zeiteinteilung zu erhalten, die richtigen Prioritäten zu setzen und Arbeitsabläufe effizient zu gestalten. Bei der Prioritätensetzung geht es vor allem darum, zuerst die Wichtigkeit der Aufgaben zu bewerten und anschließend mit der Durchführung zu beginnen (Zimber 2016, S. 49, 54). „Es gilt vorrangig die richtigen Dinge zu tun (effektiv zu sein), und dann die Dinge richtig zu tun (effizient zu sein). Das heißt, es geht Effektivität vor Effizienz." (Hering 2014, S. 11).

Im folgenden Abschnitt werden die relevanten Methoden zum Zeitmanagement und der Arbeitsstrukturierung vorgestellt:

3

ALPEN Methode

Eine bekannte Methode der Arbeitsstrukturierung ist die ALPEN-Methode, um das Arbeitspensum zu planen und strukturieren. Im Zuge einer systematischen Untersuchung des Aufgabenbereiches werden die Teilaufgaben identifiziert und in eine Reihenfolge gebracht, damit die Ziele in der vorgegebenen Zeit erreicht werden können (Hering 2014, S. 14). Die die ALPEN-Methode besteht dabei aus folgenden Schritten:

Schritt	Empfehlung
Alle Aktivitäten und Termine zusammenstellen	Notieren Sie auch scheinbare Routinen und Kleinigkeiten. Den Ausgangspunkt für die Zeitplanung bildet ein Tagesplan.
Länge der Tätigkeiten einschätzen	Kalkulieren Sie den Zeitaufwand großzügig – die meisten Menschen neigen dazu, sich zu viel vorzunehmen und unterschätzen den realen Zeitbedarf.
Pufferzeit einplanen	Verplanen Sie die Zeit für die Aufgaben nicht zu 100%, sondern: • ca. 60% der Zeit für geplante Aufgaben, • 20% der Zeit für Störungen, Unvorhergesehenes und Zeitdiebe, • 20% für soziale Kontakte und Aktivitäten (kreative Zeiten).
Entscheidungen treffen	Die Entscheidungen werden nach ihrer Dringlichkeit und Wichtigkeit eingeteilt (z.B. mit Hilfe des Eisenhower-Prinzip). Legen Sie sich verbindlich auf Prioritäten, Aufgabenkürzung und -delegation fest.
Nachkontrolle	Überprüfen Sie Ihr Tagesergebnis und übertragen Sie die offenen Punkte. Meist beschränkt sich die Kontrolle der Aktivitäten auf die aufgewendete Zeit und auf den Abschlusstermin. Die eigenen Tätigkeiten, aber besonders die delegierten Aktivitäten müssen kontrolliert werden.

Tabelle 1: ALPEN-Methode (eigene Darstellung nach Hering 2014, S. 15-22; Zimber 2016, S. 58)

Eisenhower-Prinzip

Wie bereits beschrieben ist es besonders wichtig im Alltag Prioritäten zu setzen, um die Fülle an Aufgaben bewältigen zu können. Eine der bekanntesten Methoden zum Setzen der eigenen Prioritäten ist das Eisenhower-Prinzip. Dabei werden die Tätigkeiten basierend auf zwei Kriterien bewertet: Dringlichkeit und Wichtigkeit. Wichtige Aufgaben auf der einen Seite dienen der Zielerreichung, wohingegen dringende Aufgaben unmittelbar erledigt werden müssen, ohne großen Einfluss auf die angestrebten Ziele zu haben. Wichtigkeit geht dabei vor Dringlichkeit (Seiwert 2015, S. 71–72).

Durch die Kombination der beiden Kriterien entstehen vier Klassen, anhand derer die Aufgaben priorisiert eingeordnet werden. A-Aufgaben sollten sofort und auch durch einen selbst erledigt werden, da sie sowohl besonders wichtig als auch dringend sind. B-Aufgaben sind zwar außerordentlich wichtig, allerdings nicht allzu dringlich. Die Bearbeitung dieser Aufgaben sollte daher geplant und vorbereitet werden. Nach Möglichkeit können Teilaufgaben delegiert werden. C-Aufgaben sind besonders dringlich, aber (für einen selbst) nicht ausgesprochen wichtig. An dieser Stelle sollte überlegt werden, ob die Aufgabe womöglich delegiert werden kann. D-Aufgaben repräsentieren den so genannten Papierkorb. Sie sind weder wichtig noch dringend und können daher als unnötig erkannt und verworfen werden. Alternativ können diese delegiert werden (Knoblauch et al. 2010, S. 30–32; Böttger et al. 2019, S. 27).

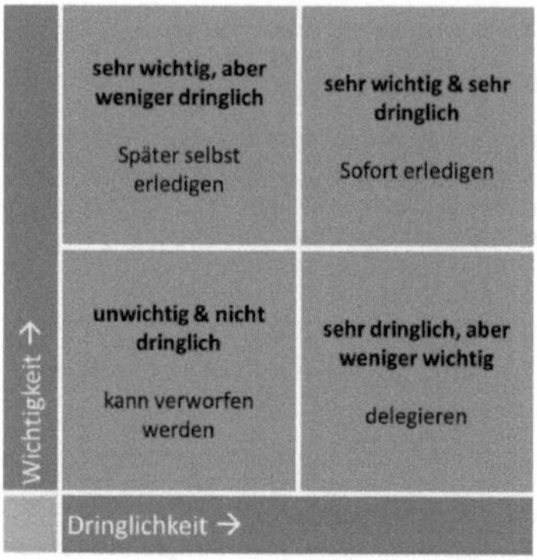

sehr wichtig, aber weniger dringlich	sehr wichtig & sehr dringlich
Später selbst erledigen	Sofort erledigen
unwichtig & nicht dringlich	sehr dringlich, aber weniger wichtig
kann verworfen werden	delegieren

Abbildung 1: Eisenhower-Prinzip (eigene Darstellung nach Böttger et al. 2019, S. 28)

Pareto-Prinzip

Ein Großteil der zur Verfügung stehenden Zeit wird oftmals mit nebensächlichen Problemen vertan, währenddessen einige wichtige Aktivitäten liegengelassen werden. Wie bereits beschrieben wurde, muss daher entschieden werden, welche der verschiedenen Aufgaben mit Priorität durchgeführt werden sollte. Im Sinne des Zeitmanagement bedeutet das Pareto-Prinzip, dass 20% strategisch richtig eingesetzte Zeit häufig 80% der Ergebnisse erzielen. Auf der anderen Seite bringen 80% der Arbeitszeit nur 20% der Resultate. Beispielsweise bewirken 20% der Zeit in einem Meeting 80% der Leistung, wohingegen 80% der Zeit an Nebensächliches wie Smalltalk gehen (Hering 2014, S. 10; Zimber 2016, S. 57).

ABC-Analyse

Eine weitere Methode, um die wesentlichen Aufgaben von den weniger wichtigen zu trennen, ist die ABC-Analyse. Mit Hilfe dieser Methode sollen die wirklich notwendigen Aufgaben identifiziert werden, um diese anschließend nach Dringlichkeit zu bearbeiten. Im Zuge der Priorisierung wird entschieden, welche Aktivitäten erstrangig, zweitrangig oder nachrangig zu bewältigen sind. Die Analyse bildet in gewissem Maße eine Vereinfachung der zuvor vorgestellten Eisenhower-Matrix. A-Aufgaben sind von besonders hohem Wert und zugleich dringliche Aufgaben. Diese sollten selbst oder im Team durchgeführt werden, denn sie sind nicht delegierbar und haben höchste Priorität. B-Aufgaben sind durchschnittlich wichtige Probleme. Sie besitzen allerdings keine Dringlichkeit und können daher zum Teil delegiert werden. C-Aufgaben sind am wenigsten wichtig und sollten aufgrund des geringen Werts nach Möglichkeit delegiert werden (Hering 2014, S. 11; Zimber 2016, S. 54–55).

Zusammengefasst besteht der Sinn und Zweck der vorgestellten Methoden darin, den Fokus auf die Aufgaben zu setzen und deren Bewältigung entsprechend zu planen. Dies sollte möglichst zu einem Zeitpunkt geschehen, zu dem die Konzentration und Produktivität am höchsten ist. Vor dem Hintergrund wird nachfolgend die Leistungskurve vorgestellt.

2.1.2 Leistungskurve und Arbeitsblöcke

Die Tageszeit ist ein wesentlicher Aspekt, der bei der Planung der Aufgaben zu berücksichtigen ist. Die Leistungsfähigkeit schwankt stark im Laufe des Tages bei jedem Menschen. Bei der Tagesplanung ist es daher besonders wichtig, die eigene Leistungskurve zu betrachten, die sich an den biologischen Rhythmen im Körper orientiert. Grundsätzlich ist der menschliche Tagesrhythmus stark abhängig von verschiedenen Faktoren, dennoch gibt es statistisch gesehen einen einheitlichen Verlauf. Der Höhepunkt der Leistungsfähigkeit liegt bei den meisten Menschen am Vormittag. Nach dem Mittagessen/ am frühen Nachmittag fallen viele in ein Tief. Danach steigt die Leistung meist nochmals am späten Nachmittag bis zum frühen Abend an, allerdings nicht wieder zu dem Höhepunkt am Morgen (Di Giusto et al. 2014, S. 1–2; Böttger et al. 2019, S. 27; Zimber 2016, S. 62–63; Hering 2014, S.7). Wie in Abbildung 2 dargestellt, kann zur Optimierung des eigenen Zeitmanagement das Wissen genutzt werden, um die priorisierten A-, B- und C-Aufgaben basierend auf der individuellen Leistungskurve auf den Tag zu verteilen (Böttger et al. 2019, S. 27).

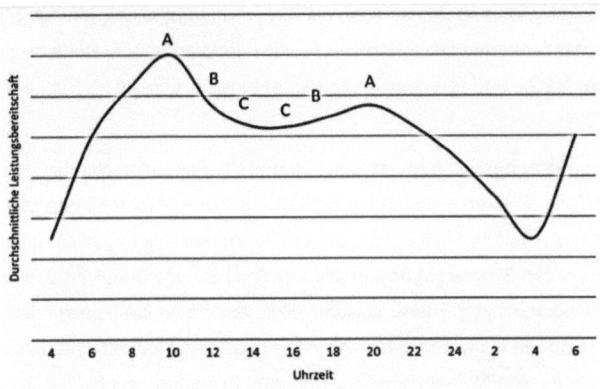

Abbildung 2: Durchschnittliche Leistungskurve (Böttger et al. 2019, S. 29)

Um die Erledigung von Aufgaben zeitlich noch effizienter zu gestalten, sollten gleichartige Tätigkeiten zu Arbeitsblöcken zusammengeführt werden. Wie in Abbildung 3 zu erkennen ist, wird für die nicht zusammenhängende Ausführung der gleichartigen Tätigkeiten mehr Zeit benötigt als in den Arbeitsblöcken (Hering 2014, S. 21). Für die Gestaltung solcher Blöcke eignen sich Aufgaben mit gleichartigem Vorgehen, wie beispielsweise Mails, Telefonate, Ablagen oder Schriftverkehr. Für die Blöcke sollten anschließend feste Zeiträume im Tagesverlauf eingeplant werden, so könnten kleinere Routinetätigkeiten auch in einem Leistungstiefs erledigt werden (Zimber 2016, S. 63).

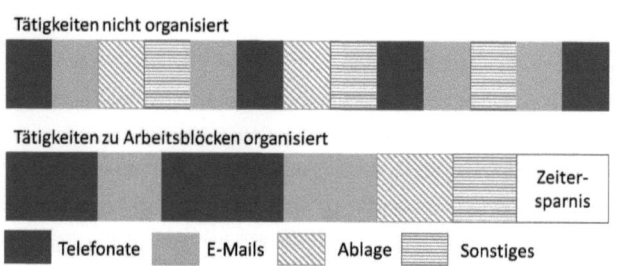

Abbildung 3: Zeitgewinn durch Arbeitsblöcke (eigene Darstellung nach Hering 2014, S. 21)

Der letzte Abschnitt widmet sich dem Thema Stress und möglichen Bewältigungsmethoden, da dieser Aspekt eng im Zusammenhang mit einem effektiven oder eben auch nicht sehr effektiven Selbst– und Zeitmanagement steht.

2.1.3 Stressbewältigung

Was genau ist Stress eigentlich? Stress belastet und macht bekannterweise krank. Ob und in welchem Ausmaß Belastungen als Stress empfunden werden hängt von zahlreichen miteinander vernetzten Faktoren ab. Dazu gehören äußere Belastungen, als auch innere, psychische und körperliche Voraussetzungen (Däfler 2018, S. 3–4; Struhs-Wehr 2017, S. 30).

Das Stressgeschehen kann grundlegend in drei Ebenen unterschieden werden. **Stressoren** sind alle äußeren belastenden Bedingungen und Anforderungen, die zum Auslösen einer Stressreaktion führen können. Die Antworten des Organismus auf diese Belastungen werden **Stressreaktionen** genannt und können auf körperlicher, behavioraler und kognitiv-emotionaler Ebene ablaufen. Wie jemand an die belastenden Situationen herangeht und wie stark die Stressreaktionen in diesem Moment sind hängt von Faktoren wie individuellen Motiven, Einstellungen und Bewertungen ab. Diese Faktoren sind somit das Bindeglied zwischen den äußeren Belastungssituationen (den Stressoren) und den Stressreaktionen und werden persönliche **Stressverstärker** genannt (Kaluza 2015, S. 15–16).

Im Sinne der Stressbewältigung gibt es zahlreiche Ansätze. An dieser Stelle werden die drei Hauptwege des individuellen Stressmanagements vorgestellt, da diese anschließend für die abgeleiteten Handlungsempfehlungen relevant sind.

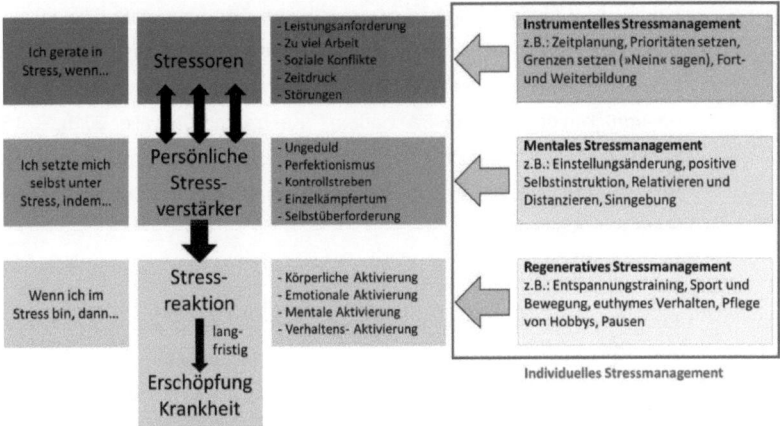

Abbildung 4: Die drei Ebenen des Stressgeschehens und individuelles Stressmanagement (eigene Darstellung nach Kaluza 2015, S. 16, 62)

Beim instrumentellen Stressmanagement werden als Ansatzpunkt die Stressoren „angegangen". Ziel dabei ist es sie zu reduzieren oder gänzlich zu eliminieren. „Instrumentelles Stressmanagement kann reaktiv auf konkrete, aktuelle Belastungssituationen hin erfolgen und auch proaktiv auf die Verringerung oder Ausschaltung zukünftiger Belastungen und auf eine möglichst stressfreie Gestaltung eigener Arbeits- und Lebensbedingungen ausgerichtet sein." (Kaluza 2015, S. 62). Das mentale Stressmanagement setzt bei den persönlichen Stressverstärkern an. Das Ziel liegt darin zuerst die Bewertung wahrzunehmen, sie kritisch und wertfrei zu reflektieren, um sie anschließend in stressvermindernde Denkmuster zu verwandeln (Kaluza 2015, S. 63).

Beim regenerativen Stressmanagement liegt der Ansatzpunkt in der Kontrolle der physiologischen und psychischen Stressreaktion. „Reaktionsorientierte Bewältigung beinhaltet alle Versuche, unlustbetonte Stressemotionen wie Angst, Ärger, Schuld, Neid, Kränkung und den mit diesen einhergehenden quälenden physiologischen Spannungszustand positiv zu beeinflussen, und zwar zumeist im Sinne einer Intensitätsverringerung." (Kaluza 2015, S. 63–64). Die emotionsregulierende Bewältigung fokussiert sich dagegen nicht ausschließlich auf die Regulierung von negativen Gefühlen, sondern auch auf positive Aspekte wie Freude, Lust und Begeisterung.

Nachfolgend werden einige ausgewählte Methoden zur Stressbewältigung vorgestellt, die entweder auf eine oder mehrere Ebenen des individuellen Stressmanagement angewandt werden können:

Achtsamkeitstraining

Das Thema Achtsamkeit ist mittlerweile stark verbreitet und bildet den Grundstein für einen konstruktiven Umgang mit Stress. „Sie ist gekennzeichnet durch eine offene und neugierige Wahrnehmung und ein bewertungsfreies Annehmen dessen, was ist. Sie ist ohne Veränderungswillen und betont das Zulassen und Erlauben von Erfahrungen – gerade auch unangenehmen, belastenden Erfahrungen – anstatt diese zu vermeiden, zu unterdrücken oder mit ihnen zu hadern." (Kaluza und Chevalier 2018, S. 150–151). Mit Hilfe von Achtsamkeitstraining wird eine Distanzierung zur körperlichen und emotionalen Stressreaktion geschaffen und die Fähigkeit verbessert, sich auf den gegenwärtigen Moment zu fokussieren.

Entspannungstraining

Ein weiterer wichtiger Aspekt der individuellen Stresskompetenz stellt die Fähigkeit dar, körperlich und gedanklich zu entspannen. Die bekanntesten Arten des Entspannungstrainings sind die Progressive Muskelentspannung, das Autogene Training und diverse Formen von Atemübungen. Bei regelmäßiger Ausübung führt dies zum Abbau und Linderung von körperlichem Stress und funktionellen Beschwerden. Langfristig können somit Belastungssituationen als weniger intensiv empfunden werden (Kaluza und Chevalier 2018, S. 151).

Meditation

Auch die Meditation hat in den letzten Jahren stark an Popularität gewonnen und Studien haben gezeigt, dass es positive Wirkungen auf Körper und Geist hat, wie z.B. auf Angst, Depression und Stress. Bei der Meditation findet die Beschäftigung mit dem eigenen Selbst statt und soll sowohl körperliche als auch psychische Hindernisse, die einer klaren Wahrnehmung des Selbst im Weg stehen, beseitigen. Zu den körperlichen Hindernissen zählen physische Unruhe oder Krankheit und zu den psychischen Hindernissen starke Emotionalität oder permanente Aktivität der Gedanken (Sonntag 2016, S. 13–17). „Bei der Bewältigung von Stress kann Meditation in drei Bereichen hilfreich sein: Sie kann es ermöglichen, Stress zu erkennen und zu verstehen, auf Stressoren richtig zu reagieren und schließlich Stressreaktionen selbst zu vermeiden." (Sonntag 2016, S. 19).

2.2 Ableitung der Handlungsempfehlungen

Nachdem die theoretischen Hintergründe und Methoden vorgestellt wurden, können Handlungsempfehlungen für das konkrete Beispiel von Herrn Müller aufgestellt werden. Dazu erfolgt zuerst eine Analyse der Probleme, gefolgt von darauf abgestimmten Lösungsansätzen. Anschließend werden diese in einem exemplarischen Wochenablauf konkret abgebildet.

2.2.1 Analyse des Problems und Lösungsstrategien

Im Mittelpunkt des Lebens von Markus Müller steht seine Arbeit. Bereits am Frühstückstisch, über den gesamten Tag bis um Mitternacht im Bett kreisen seine Gedanken um die Arbeit. Ständige Erreichbarkeit, Leistungsdruck, vollgepackter Büroalltag und wenig Schlaf sind dabei nur einige Stichwörter in diesem Szenario. Hier wird eindeutig klar, dass Veränderungsbedarf besteht. Mithilfe von Selbst- und Zeitmanagementmethoden kann seine Zukunft besser gestaltet und eine ausgeglichene Work-Life-Balance erzielt werden.

Um dies zu erreichen, sollte sich Herr Müller zunächst mit seinem Zeitmanagement auseinandersetzten. Mithilfe der **ALPEN-Methode** kann er das Arbeitspensum für die anstehende Woche besser planen und strukturieren. Dafür nimmt er sich jeden Montag zu Beginn der Arbeit Zeit, um zunächst alle zu erledigenden Aufgaben aufzulisten. Danach wird er die Länge der Aufgabenerledigung realistisch einschätzen und reserviert für Unvorhergesehenes jeden Tag 45 Minuten Pufferzeit. Die Entscheidungen über die Reihenfolge der Aufgaben werden nach ihrer Dringlichkeit und Wichtigkeit, mithilfe des Eisenhower-Prinzip und der ABC-Analyse, eingeteilt. Zum Dienstschluss werden dann die Tagesergebnisse überprüft und offenen Punkte übertragen.

Aus der Beschreibung des Szenarios geht hervor, dass Markus Müller viele Besprechungen am Tag hat. Wie bereits in Kapitel 2.1.1 beschrieben wurde ist auch hier die Wahrscheinlichkeit hoch, dass 20% der Zeit in den Meetings 80% der Leistung bewirken, wohingegen 80% der Zeit mit Nebensächlichem vertan wird. Mittels des **Pareto-Prinzips** sollte er sich mit der 80/20 Regel befassen und sich darüber klar werden, dass bei korrekter Aufteilung seiner Aufgaben er mit 20% des Aufwandes 80% seiner Arbeit erledigen könnte. Vor dem Hintergrund sollte er sich intensiver mit der Priorisierung und Zeitplanung der täglichen Aufgaben befassen.

Um den beruflichen Alltag besser zu strukturieren, aber auch langfristige Projekte zu planen eignet sich das **Eisenhower-Prinzip**, aufgrund des größeren Zeithorizont. Mithilfe der Einteilung nach Dringlichkeit und Wichtigkeit können seine Prioritäten gesetzt werden, um den Fokus auf die wirklich wichtigen Tätigkeiten zu legen und die Fülle an Aufgaben zu bewältigen. Somit kann zukünftig auch schneller identifiziert werden, wann Aufgaben erledigt werden müssen und welche an Kollegen delegiert oder gänzlich verworfen werden können. Zeitfresser sollten an dieser Stelle nicht unterschätzt werden. Herr Müller sollte seine Zeitfresser (z.B. zu viel Papierkram, schlechtes Ablagesystem, unnötige und langwierige Besprechungen) erkennen und diese bekämpfen, um perspektivisch mehr Zeit für wichtige Dinge zu haben. Jeden Montag nimmt er sich daher eine halbe Stunde Zeit und listet die anstehenden Aufgaben der Woche auf und überträgt sie in die einzelnen Quadranten der Matrix.

Um Tagesaufgaben innerhalb der Aufgabenliste zu priorisieren und planen nutzt Markus Müller zukünftig die **ABC-Analyse**. So kann gewährleistet werden, dass die besonders dringlichen und/oder besonders wichtigen Aufgaben genug Platz im Arbeitsalltag finden. Für diese Planung nimmt sich Herr Müller jeden Morgen 15 Minuten Zeit. Des Weiteren kann Herr Müller die priorisierten A-, B- oder C- Aufgaben basierend auf der individuellen **Leistungskurve** auf den Tag verteilen. Vor dem Hintergrund kann er besonders wichtigen A-Aufgaben zu einem Zeitpunkt höchster Konzentration und Produktivität erledigen und C-Aufgaben oder Meetings auf den Nachmittag legen. Des Weiteren spielen **Arbeitsblöcke** eine wichtige Rolle. Herr Müller sollte ähnliche Tätigkeiten bündeln und beispielsweise kleinere Routinetätigkeiten in seinem Leistungstiefs erledigen. Eine konkrete Darstellung folgt in dem beispielhaften Wochenplan.

Störungen und Unterbrechungen sind im Berufsleben kaum bis gar nicht vermeidbar. Auch Herr Müller findet anscheinend während der „Kernarbeitszeit" nicht die Ruhe sich seinen Hauptaufgaben zu widmen, was dazu führt, dass sie nach Dienstschluss erledigt werden. Bei ständigen Unterbrechungen tritt der so genannte Sägeblatt-Effekt ein, da im Anschluss an die Ablenkung eine gewisse Anlauf- und Einarbeitungszeit bis zur Wiederaufnahme benötigt wird (Zimber 2016, S. 64–65). Damit der Leistungsverlust vorgebeugt werden kann, sollten vermeidbare Störungen unterbunden werden. Dafür kann Herr Müller eine „**stille Stunde**" fest in seinen Kalender einplanen und Anrufe auf den Anrufbeantworter oder an Kollegen umleiten lassen.

Anhand der Beschreibung des Scenarios von Herrn Müller wird deutlich, dass Stress kein unwesentlicher Faktor in seinem Alltag darstellt. Mithilfe der **Stressampel** und des **individuellen Stressmanagement** können zuerst seine Stressoren, Stressverstärker und Stressreaktionen erkannt werden, um entsprechende Gegenmaßnahmen zu ergreifen. Als äußere Stressoren können bei Herrn Müller so genannte Leistungsstressoren erkannt werden, da sich der Unternehmensberater als „aufsteigender Stern" beweisen will. Außerdem kommt Zeitdruck hinzu, durch den Stau am Morgen und vermutlich auch durch qualitative Überforderung, da sein Chef ihm kurzfristig zusätzlichen Aufgaben mit hoher Priorität gegeben hat. Des Weiteren sind auch soziale Stressoren zu erkennen, durch die Konkurrenz mit anderen Kollegen, die ebenfalls Karriere machen wollen.

Die individuellen Stressverstärker stellen den „eigenen Anteil" von Herrn Müller am Stressgeschehen dar. Anhand des Scenarios ist zu erkennen, dass er sich selbst unter Druck setzt. Als „aufsteigender Stern" hat er ein ausgeprägtes Profilierungsstreben und einen besonders hohen Anspruch an sich selbst. Er hat das Gefühl, trotz aller Bemühungen nicht alles geschafft zu haben und zudem in Freundschaften und der Ehe zu versagen. Die Stressreaktion von Markus Müller sind alle die Prozesse, die als Antwort auf einen Stressor in Gang gesetzt werden. In Bezug auf die psychische Ebene zeigt sich bei ihm, dass sich fortlaufend sein „Gedankenkarussell" um die Arbeit dreht und er es zu Hause bzw. auch abends nicht anhalten kann. Auf der körperlichen Ebene zeigt sich der mangelnde Schlaf, durch die langen Arbeitsstunden bis in die Nacht. Auch das vitamin- und nährstoffarme Frühstück (Cornflakes) zeugt von einem ungesunden Essverhalten.

Nachdem die Stressoren, Stressverstärker und Stressreaktionen erkannt wurden, sollte Herr Müller geeignete Gegenmaßnahmen ansteuern und diese auch in seinen Wochenablauf fest integrieren. Als Maßnahmen gegen die äußeren Stressoren Leistungs- und Zeitdruck kann er die vorgestellten Zeitmanagement- und Planungstechniken zu Hilfe ziehen, um seine Arbeitsabläufe zu optimieren. Arbeitsaufgaben können somit gezielt strukturiert, berufliche Prioritäten definiert und wenn möglich Aufgaben delegiert werden. In Bezug auf den sozialen Stress kann er mit seinen Kollegen offen kommunizieren und Feedbackrunden abhalten.

Als Gegenmaßnahme seiner inneren Stressverstärker Perfektionismus und dem hohen Selbstanspruch sollte er seine Leistungsansprüche kritisch überprüfen und die eigenen Leistungsgrenzen akzeptieren lernen. Außerdem geht es darum sich des Positiven und Gelungenen bewusst zu werden, dafür Dankbarkeit zu empfinden und sich regelmäßig Erholung erlauben. Dafür bietet sich **Achtsamkeits- und Entspannungstraining** an. Herr Müller könnte Achtsamkeitstraining und Meditation in seine zukünftige Morgen- und Abendroutinen integrieren, um somit entspannt in den Tag zu starten und abends zu lernen, das Gedankenkarussell anzuhalten. Eine dieser täglichen Routinen sollte aus einer kurzen Meditationseinheit von 15 Minuten bestehen, die einen wertvollen Beitrag zur Entschleunigung des Tages leistet kann. Dafür könnte beispielsweise eine geführte Audio-Meditation des bekannten Anbieters „Calm" genutzt werden (Calm 2022), der Themen wie Entspannung, Selbstfürsorge oder Motivation anbietet. Verschiedene Arten des Entspannungstrainings können ebenfalls über den Tag verteilt eingesetzt werden. Beispielsweise als Progressive Muskelentspannung im Nachmittagstief oder durch Formen von Atemübungen.

Zuletzt sollten Maßnahmen gegen die individuellen Stressreaktionen des Gedankenkarussell, Schlafmangel und ungesundem Essen angegangen werden. Grundsätzlich kann hier in kurzfristige Stressbewältigung (wie beispielsweise entlastende Gespräche führen oder sich kurz entspannen und bewusst ausatmen) und in langfristige Stressbewältigung (z.B. Hobbies nachgehen, Freundschaften pflegen, regelmäßige Durchführung von Entspannungsübungen oder Sport) unterschieden werden. Herr Müller könnte regelmäßige

Sporteinheit in seine Woche fest einplanen oder sich einfach an der frischen Luft bewegen und sich ausgewogen und bewusst ernähren, sowie feste Schlafzeiten etablieren.

2.2.2 Beispielhafter Wochenplan

Anhand der in Kapitel 2.2.1 erarbeiteten Lösungsstrategien wird nun ein beispielhafter Wochenplan vorgestellt. Dieser enthält die drei Bereiche Arbeit, Sozial- bzw. Freizeit und Gesundheit.

Uhrzeit	Montag	Dienstag	Mittwoch	Donnerstag	Freitag	Samstag	Sonntag
06:00	Fertig machen	Fertig machen	Fertig machen	Fertig machen	Fertig machen		
06:30	Meditation/Entp*	Meditation/Entp*	Meditation/Entp*	Meditation/Entp*	Meditation/Entp*		
07:00	Frühstück	Frühstück	Frühstück	Frühstück	Frühstück	Ausschlafen	Ausschlafen
07:30	KiGa & Arbeitsweg	KiGa & Arbeitsweg	KiGa & Arbeitsweg	KiGa & Arbeitsweg	KiGa & Arbeitsweg		
08:00	ALPEN & Eisenhower	ABC-Analyse	ABC-Analyse	ABC-Analyse	ABC-Analyse		
08:30	Aufgaben bearbeiten (insb. A-Aufgaben)	Aufgaben bearbeiten (insb. A-Aufgaben)	Aufgaben bearbeiten (insb. A-Aufgaben)	Aufgaben bearbeiten (insb. A-Aufgaben)	Aufgaben bearbeiten (insb. A-Aufgaben)		
09:30						Frühstück	Frühstück
10:00							
10:30	Aufgaben bearbeiten oder Meetings	Aufgaben bearbeiten oder Meetings	Aufgaben bearbeiten oder Meetings	Aufgaben bearbeiten oder Meetings	Aufgaben bearbeiten oder Meetings		Sport/ Bewegung
11:00							
11:30							
12:00	Mittagspause	Mittagspause	Mittagspause	Mittagspause	Mittagspause		
12:30							
13:00	Aufgaben bearbeiten oder Meetings	Aufgaben bearbeiten oder Meetings	Aufgaben bearbeiten oder Meetings	Aufgaben bearbeiten oder Meetings	Aufgaben bearbeiten oder Meetings		
13:30							
14:00							
14:30							
15:00	Pause/Entp.**	Pause/Entp.**	Pause/Entp.**	Pause/Entp.**	Pause/Entp.**		
15:30	Stille Stunde	Stille Stunde	Stille Stunde	Stille Stunde	Stille Stunde		
16:00							
16:30	Aufgaben bearbeiten	Aufgaben bearbeiten	Aufgaben bearbeiten	Aufgaben bearbeiten	Aufgaben bearbeiten	Freizeit	Freizeit
17:00	Ktr.***/Übertrag	Ktr.***/Übertrag	Ktr.***/Übertrag	Ktr.***/Übertrag	Ktr.***/Übertrag		
17:30	Pufferzeit	Pufferzeit	Pufferzeit	Pufferzeit	Pufferzeit		
18:00	Heimweg	Heimweg	Heimweg	Heimweg	Heimweg		
18:30	Abendessen & Zeit für Familie	Abendessen & Zeit für Familie	Abendessen & Zeit für Familie	Abendessen & Zeit für Familie	Abendessen & Zeit für Familie		
19:00							
19:30	Zeit für Frau, Freunde, Hobbies, sich selbst	Sport/ Bewegung	Zeit für Frau, Freunde, Hobbies, sich selbst	Sport/ Bewegung	Zeit für Frau, Freunde, Hobbies, sich selbst		
20:00		Zeit für Frau, Freunde, sich selbst		Zeit für Frau, Freunde, sich selbst			
20:30							
(...)							
23:00	Schlafen	Schlafen	Schlafen	Schlafen	Schlafen		

* Entspannungstraining
** progressive Muskelentspannung
*** Nachkontrolle

Abbildung 5: Beispielhafter Wochenplan (eigene Darstellung)

Die Arbeitszeit ist in blau dargestellt und besteht aus der Anwendung von Zeitmanagementmethoden, um die Aufgaben zu Beginn der Woche und des jeweiligen Tages zu priorisieren und planen. Die Bearbeitung der Aufgaben über den Tag verteilt erfolgt ebenfalls anhand der festgelegten Priorisierung und unter Berücksichtigung der Leistungskurve. Zum Dienstschluss hin erfolgt die tägliche Nachkontrolle und Übertrag von nicht geschafften Aufgaben. Vormittags im Leistungshoch bearbeitet Markus Müller die wichtigsten A-Aufgaben und Meetings finden erst ab 10.30 Uhr oder nachmittags statt. Im Leistungstief nach dem Mittag werden kleine Routinetätigkeiten abgearbeitet und im wieder ansteigenden Leistungsverlauf am späten Nachmittag wird eine „stille Stunde" (in Anschluss an eine kurze Pause oder progressive Muskelentspannung) etabliert.

Die orange hinterlegte Sozial- und Freizeit kann Herr Müller zum Frühstücken oder Abendessen mit seiner Familie nutzen, sowie als Auszeit mit seiner Frau, Freunden oder für sich selbst. In der grün markierten Zeit für den Bereich Gesundheit widmet sich Herr Müller seinem psychischen und physischen Wohlergehen. Jeder Morgen beginnt mit einer 15-Minuten Meditationsrunde zu einem frei wählbaren Thema oder Entspannungstraining, um bewusst in den Tag zu starten. Zeitblöcke für Sport, Pausenzeiten, Spaziergang, progressive Muskelentspannung im Leistungstief und ausreichend Schlaf tragen zu einem verbesserten Gesundheitszustand bei. Die grau gefärbten Zeiteinheiten sind für organisatorische Handlungen, Pufferzeiten und Freizeit reserviert. Pufferzeit kann für die Erledigung offener Punkte oder aber auch für soziale Interaktion mit Kollegen, genutzt werden. Am Wochenende hat Herr Müller freie Zeit, die er nach Belieben gestalten kann.

Alles in allem ist klar erkenntlich, dass mit Hilfe von Selbst- und Zeitmanagementmethoden eine gute Balance zwischen Arbeitszeiten, Sozial- bzw. Freizeit und Gesundheitszeiten geschaffen werden kann. Dieser Wochenplan soll lediglich als Leitbild dienen und entsprechend individuell angepasst werden, denn das exakte Einhalten der einzelnen Komponenten sollte nicht zu zusätzlichem Stress führen.

3   Gesundheitsmanagement im Unternehmen

Die steigende Dynamik der Arbeitswelt durch Globalisierung, Digitalisierung und Technisierung, sowie die Schnelligkeit von Arbeitsabläufen wirken sich vermehrt auf die Beanspruchung von Mitarbeitern aus. Besonders die damit einhergehende mentale Belastung erhöht das Risiko für psychische Erkrankungen, die oftmals mit langer Krankheits- und Genesungszeit verbunden sind (Struhs-Wehr 2017, S. 60). Laut einer Studie sind sogenannte „weichen Faktoren" wie Identifikation mit der eigenen Arbeit dafür verantwortlich, dass die Mitarbeiter dauerhaft leistungsfähiger und weniger krank sind (Sackmann 2008, S. 15). Basierend auf diesen Ergebnissen haben in den letzten Jahren viele Unternehmen die Maßnahmen des Arbeits- und Gesundheitsschutzes zu einem Betrieblichen Gesundheitsmanagement erweitert. „Eine nachhaltige Strategie des betrieblichen Gesundheitsmanagements sollte dazu führen, dass für die Themen Gesundheit und

Krankheit im Rahmen der vorherrschenden betrieblichen Werte, Normen und Verhaltensweisen ein fester Platz erarbeitet wird." (Ulich und Wülser 2012, S. 125).

3.1 Theoretischer Bezugsrahmen

Die Unternehmensberatung von Markus Müller ist ebenfalls daran interessiert mehr für die Gesundheit der Mitarbeiter zu tun. Aus diesem Grund soll ein Konzept entworfen werden, welches die Implementierung eines Betrieblichen Gesundheitsmanagement (BGM) attraktiv für die Geschäftsführung darstellt. Zunächst werden dafür relevante theoretische Grundlagen erläutert, insbesondere Zielsetzung, Ablauf und Monitoring, auf deren Basis die spätere Erstellung des Konzepts stattfindet.

3.1.1 Ziele und Positionierung des Betrieblichen Gesundheitsmanagement

In der Literatur gibt es diverse Beschreibungen vom BGM. Meyer und Ahlers (2013, S. 194) beschreiben es beispielsweise als „systematischen Managementansatz zur Erhaltung und Verbesserung der Gesundheitslage im Betrieb und zur Förderung der Gesundheit aller Beschäftigten". Laut Bamberg et al. (2011, S. 128) hat das BGM „die Aufgabe, verschiedene gesundheitsbezogene Maßnahmen in einem Unternehmen zu planen, zu adressieren, zu organisieren und untereinander abzustimmen. Es entwickelt Strategien, die sich an den Unternehmenszielen orientieren und setzt diese in spezifische Zielwerte und Kennzahlen um [...] ". BGM beinhaltet dabei die Handlungsfelder Arbeits- und Gesundheitsschutz, Betriebliches Eingliederungsmanagement (BEM) und Betriebliche Gesundheitsförderung (BGF), wie in Abbildung 6 zu sehen ist.

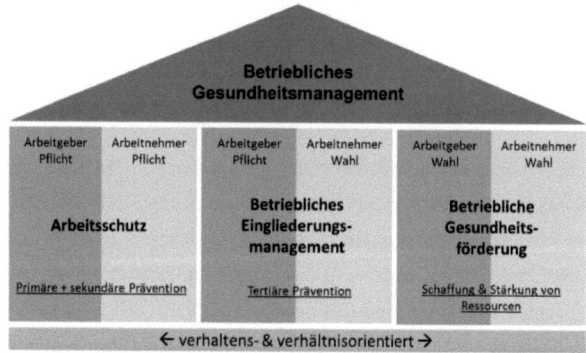

Abbildung 6: Das Haus des Betrieblichen Gesundheitsmanagement (eigene Darstellung nach Struhs-Wehr 2017, S. 174)

Zu dem Bereich Arbeitsschutz, der ersten Säule, gehören fortlaufende Gefährdungsbeurteilungen des Arbeitsumfeld und der Abläufe, die sich negativ auf das physische und psychische Wohlbefinden der Mitarbeiter auswirken könnten. Daraus sollten anschließend geeignete Maßnahmen abgeleitet werden, um Arbeitsunfälle und Berufskrankheiten zu vermeiden (Struhs-Wehr 2017, S. 175). „Nach über sechswöchiger Abwesenheit eines Mitarbeiters durch Krankheit innerhalb eines Jahres soll das BEM helfen, Fehlzeiten zu reduzieren, die Arbeitsunfähigkeit zu überwinden oder die Reintegration eines kranken Mitarbeiters zu ermöglichen." (Struhs-Wehr 2017, S. 176). Die dritte Säule stellt die BGF dar. Das Leitbild ist hier nicht die nachträgliche Bewältigung gesundheitlicher Probleme, sondern mit Hilfe von proaktiven Schritten über die Prävention hinauszugehen. Bei der prospektiven Gestaltung der Gesundheitsförderung geht es um die Ressourcenfokussierung. Dabei steht zum einen die Entwicklung und Stärkung von Gesundheitspotenzialen aller Mitarbeiter im Mittelpunkt und zum anderen die Verbesserung einer gesundheitsförderlichen Arbeitskultur (Struhs-Wehr 2017, S. 176).

Unternehmen können mit dem BGM neben der Verbesserung der Gesundheit „durchaus auch betriebswirtschaftliche Effekte auf Ebene der Mitarbeitenden (z. B. verbesserte Motivation, Leistung, Innovationsbereitschaft) und auf Ebene des Betriebs (z. B. verbesserte Abläufe, Produktivität, Dienstleistungsqualität, Unternehmensimage) erzielen [...]." (Bauer und Jenny 2015, S. 222). Es lassen sich beispielsweise Leistungseinbußen aufgrund von krankheitsbedingter Abwesenheit der Mitarbeiter und damit einhergehende Kosten vermeiden. Mithilfe des verbesserten Betriebsklimas kann ebenfalls eine Stärkung der Arbeitgebermarke erzielt werden, sowie eine gesteigerte Mitarbeiterbindung. Als positiven Nebeneffekt wird auch die Fluktuation verringert (Meyer und Ahlers 2013, S. 194–195).

3.1.2 Ablauf eines BGM

Nachdem der Begriff und die Ziele des Betrieblichen Gesundheitsmanagement definiert wurden, soll nun das theoretische Einführungsmodell beschrieben werden, welches später die Basis für die Konzeption des BGM anhand des Fallbeispiels bildet.

In Bezug auf die Etablierung des BGM beginnt dies meistens als Projekt. Aufgrund des begrenzten Umfangs dieser Arbeit kann jedoch nicht bis ins Detail auf die einzelnen Phasen eingegangen werden. In der ersten Phase finden eine **Bedarfsbestimmung und Projektinitiierung** statt. Dazu bilden Geschäftsleitung, Betriebsrat, Personalleitung, Betriebsarzt und eine Fachkraft für Arbeitssicherheit einen Arbeitskreis, der die Koordination und Steuerung des BGM übernimmt. Zuerst müssen Ziele und Prioritäten für das BGM festgelegt werden, da sonst keine Aussagen zu Erfolg und Nachhaltigkeit getroffen werden können, z.B. durch konkrete Kennzahlen. Ziele sollten dabei so definiert werden, dass einerseits die Gesundheit der Mitarbeiter verbessert wird und andererseits die Interessen des Unternehmens widergespiegelt werden. Danach erfolgt bereits die Grobplanung des Projekts mit allen wesentlichen Arbeitsschritten, sowie konkreten Analyseinstrumenten (Walle 2021, S. 5–8).

Um Hintergrundprobleme ausmachen zu können, findet in Phase zwei eine umfassende Ist-Analyse der im Unternehmen vorherrschenden Prozesse und Strukturen statt. Die zwei Schwerpunkte der **Analyse** richten sich darauf, gesundheitliche Einflussfaktoren zu identifizieren (Ursachen für Krankenstand) und durch gezielte Befragung der Beschäftigten gesundheitsförderliche Potentiale zu ermitteln. Je nach Ausgangslage hat die Analysephase drei Ausrichtungsmöglichkeiten. Wenn komplexe Ursachen vorliegen wird die problemorientierte Analyse angewendet oder wenn (noch) kein Problem vorliegt, kann das BGM als betriebliche Sozialleistung eingeführt werden. Außerdem kann eine problemorientierte Analyse durchgeführt werden, wenn sich das Problem auf eine spezifische Situation am Arbeitsplatz bezieht (Walle 2021, S. 8).

Die **Interventionsplanung** bildet die dritte Phase, in der basierend auf den vorherigen Analysen ein Gesamtfazit gezogen wird. Die wesentlichen Ursachen für die vorhandenen Probleme sollten identifiziert und dafür zielgerichtete Interventionen definiert werden. Bereits in der Analysephase ergeben sich erste Anhaltspunkte zur Interventionsplanung. Auf Basis dieser Planung legt die Arbeitsgruppe das weitere Vorgehen in den nächsten Phasen fest. Der Erfolg des kompletten BGM ist stark von der dritten Phase abhängig, denn wenn falsche Schlüsse bezogen werden könnte es dazu führen, dass angestrebte Effekte ausbleiben (Walle 2021, S. 10).

Die Freigabe von **Maßnahmen**, ist das Resultat der Interventionsplanung. Diese müssen an die aktuelle Situation des Unternehmens angepasst werden. Das betrifft vor allem die Verfügbarkeit der Beschäftigten. Nach Abklärung noch offener Punkte, werden Teilnehmer informiert und zu den entsprechenden Terminen eingeladen (Walle 2021, S. 10–11). Bei den Maßnahmen gibt es keine einheitliche Lösung „von der Stange", die für jedes beliebige Unternehmen genutzt werden kann. Die Präventionsmaßnahmen lassen sich grundsätzlich in verhaltensorientierte (Veränderung der Person) und verhältnisorientierte (Veränderung der Organisation) Maßnahmen unterscheiden (Bauer und Jenny 2015, S. 221).

Die Phase der **Evaluation** kann prinzipiell zu unterschiedlichen Zeitpunkten erfolgen. Um den Erfolg der durchgeführten Maßnahmen messen zu können, sollte ein Vorher/Nachher-Vergleich der in der Analysephase festgelegten Kennzahlen erfolgen. Vor dem Hintergrund hängt die Evaluation eng mit der präzisen Zielsetzung der messbaren Kriterien in der Analysephase zusammen (Struhs-Wehr 2017, S. 204).

Normalerweise endet ein Projekt mit der Evaluation, das Unternehmen kann sich jedoch dafür entscheiden im Sinne der **Nachhaltigkeit** dauerhaft BGM-Maßnahmen durchzuführen. Dies ist ein Zeichen dafür, dass BGM ein Baustein der Kultur des Unternehmens geworden ist. Die dauerhafte Einführung einer Maßnahme ist allerdings nur dann sinnvoll, wenn sich diese als effektiv herausgestellt hat und akzeptiert wurde (Walle 2021, S. 12).

3.1.3 Monitoring durch Kennzahlen

Wie zuvor beschrieben, benötigt ein nachhaltiges BGM ein Monitoring mittels Kennzahlen, um den Erfolg von Interventionen messen zu können. Für die Ergebnismessung der Maßnahmen stehen sowohl weiche als auch harte Kennzahlen zur Verfügung. Neben Kennzahlen zum Arbeitsschutz, wie Anzahl der Arbeitsunfälle, können BEM-Kennzahlen, wie die BEM-Quote, betrachtet werden. Des Weiteren spielen Arbeitsunfähigkeitsdaten, Krankheitstage pro Mitarbeiter und die Fluktuationsrate eine wichtige Rolle. Auch weiche Faktoren wie Zufriedenheit, Motivation und psychische Belastungen der Mitarbeiter sollten nicht vernachlässigt werden, die mit Hilfe von Gesundheitszirkeln und Mitarbeiterbefragungen ermittelt werden können (Meyer und Ahlers 2013, S. 196; Struhs-Wehr 2017, S. 207).

Eine weitere wesentliche Kenngröße ist für viele Unternehmen die Fehlzeitenquote. Grund dafür ist, dass eine hohe Fehlzeitenquote oft mit ungeplantem Mehraufwand für Kollegen und Vorgesetzte, sowie mit Produktivitätsausfällen verbunden ist (Ulich und Wülser 2012, S. 141). „Dabei zeigt sich, dass insbesondere die Akzeptanz durch den Vorgesetzten, die wahrgenommene Qualität der Kommunikation, die Teamkohäsion sowie die Partizipationsmöglichkeiten negativ mit den Fehlzeiten korrelieren, während eine starke Machtorientierung des Vorgesetzten tendenziell zu höheren Fehlzeiten führt." (Collatz und Gudat 2011, S. 9).

Im Kontext der Gesundheitsförderung nehmen Führungskräfte eine elementare Rolle ein. Das zeigt auch eine Studie des VW-Konzerns, in der deutlich wurde, dass Führungskräfte ihren Krankenstand mitnehmen. Wenn eine Führungskraft aus einer Abteilung mit einem hohen Krankenstand in einen „gesunden Bereich" wechselte, erhöhte sich dort ebenfalls der Krankenstand der Mitarbeiter in absehbarer Zeit (BKK Bundesverband 2013, S. 18). Somit hängt der Erfolg des BGM auch davon ab, ob die Führungskraft dies als ihre Aufgabe sieht und in das bestehende Managementsystem integriert.

3.2 Ableitung des Gesundheitskonzepts

Im letzten Teil der vorliegenden Studienarbeit wird nun auf die Ausgestaltung der sechs Konzeptphasen für ein Betriebliches Gesundheitsmanagement näher eingegangen. Dabei wird auf die beschriebene unterstützende Literatur zurückgegriffen, als auch eigene Handlungsempfehlungen des Autors mit eingebracht. Im Falle der Unternehmensberatung von Markus Müller wird davon ausgegangen, dass noch keinerlei Anstrengungen im Bereich der Gesundheitsförderung für Mitarbeiter vorgenommen wurden. Aufgrund des begrenzten Umfangs dieser Arbeit werden die Prozessschritte jedoch nur oberflächlich angeschnitten. Eine ganzheitliche BGM-Einführung bedarf selbstverständlich eines weitaus ausführlicheren Umfangs.

1. Bedarfsbestimmung & Initiierung

Zu Beginn der ersten Phase wird der Arbeitskreis Gesundheit gegründet, der als Anlauf- und Koordinierungsstelle für das BGM fungiert. Dazu zählen ein Mitglied der Unternehmensleitung, ein Mitglied des Betriebs-/Personalrat und der Personalleitung, der Betriebsarzt und eine Fachkraft für Arbeitssicherheit. Da bereits beschrieben wurde, dass im Kontext der Gesundheitsförderung Führungskräfte eine elementare Rolle einnehmen, sollten ebenfalls ausgewählte Abteilungsleiter dabei sein. Des Weiteren könnte Markus Müller mit seinem neu gewonnenen Wissen über Work-Life-Balance als Mitarbeitervertreter fungieren.

Der Arbeitskreis erhebt dann den Status quo mithilfe von Fehlzeitenstatistiken und Gefährdungsbeurteilungen. In einem Strategieworkshop werden daraufhin messbare und realistische Zielkennzahlen festgelegt. Dazu gehört, dass die Fehlzeitenquote innerhalb von einem Jahr um 20% verbessert werden soll. Da sich die Unternehmensberatung in einer dynamischen Branche befindet soll außerdem die Flutaktionsrate in einem Jahr um 15% gesenkt werden und die Imageverbesserung zu einer 4,5 Sterne-Bewertung bei Kununu führen. Nicht zuletzt soll im selben Zeitraum die Mitarbeiterzufriedenheit um 10% steigen, was mittels einer Onlineumfrage erhoben wird. Danach erfolgt die Grobplanung des Projekts mit allen wesentlichen Einzelschritten und die Analysen mit Interventionen wird geplant.

2. Analyse

An dieser Stelle wird davon ausgegangen, dass in der Unternehmensberatung viele Faktoren gleichzeitig vorhanden sind, die die Gesundheit der Beschäftigten beeinflussen. Aus diesem Grund wird eine problemorientierte Analyse durchgeführt, bei der die Ursachen komplexer Natur sind. Die gesundheitlichen Einflussfaktoren können vermutlich nicht einer einzigen Richtung (z. B. nur den körperlichen Belastungen) zugeordnet werden. Daher sollte eine breit angelegte Analyse erfolgen, um die Gesundheitssituation, die Arbeitsbedingungen, Ressourcen und auch das Führungsverhalten zu beurteilen. Je nach Analyseart wird dabei z.B. auf Befragungen oder Experteninterviews zurückgegriffen.

3. Interventionsplanung

Nach der Durchführung der Analyse liegen die wesentlichen Faktoren vor, die Probleme im Unternehmen verursachen. An dieser Stelle können nun passende Interventionen eruiert werden. Wie auch im Fall von Markus Müller zu erkennen ist, geht der Autor davon aus, dass sozialer Stress/Konkurrenzkampf als psychische Belastung einen elementaren Faktor darstellt. Als geeignete Intervention könnten Workshops und Teambuildingmaßnahmen ergriffen werden, um den Zusammenhalt und das Betriebsklima zu stärken. Des Weiteren sollten Interventionen im Bereich der körperlichen Belastungen (z.B. durch sitzende Tätigkeit und lange Arbeitszeiten) betrachtet werden. Die konkreten Maßnahmen folgen im nächsten Absatz.

4. Maßnahmen

Neben den Maßnahmen für bereits identifizierte Interventionsfelder zur Bekämpfung bestehender Probleme, werden auch weitere Maßnahmen vorgestellt, die noch nicht vorhandene Probleme in anderen Bereichen vorbeugen können. Tabelle 2 zeigt verhaltensorientierte und verhältnisorientierte Maßnahmen. Dafür wurde auf unterstützende Literatur zurückgegriffen (Bauer und Jenny 2015, S. 221, 238; Meyer und Ahlers 2013, S. 197–199; Struhs-Wehr 2017, S. 203, Treier 2021, S. 16), als auch eigene Handlungsempfehlungen des Autors mit eingebracht.

Verhaltensorientierte Maßnahmen	Verhältnisorientierte Maßnahmen
• Ernährungsberatung • Stressmanagement- und Entspannungsschulung • Achtsamkeitsschulung • Gesundheits- und Mentaltraining • Selbstchecks zur Identifizierung individueller Gesundheitsrisiken • Rückenschulen und Sportmaßnahmen • arbeitsplatzbezogene Bewegungsberatungen • Konfliktbewältigungstraining • Fitness-Tracker • Gesundheitssoftware oder Online-Coaching	• Verbesserung des Betriebsklimas durch Workshops/ Seminare • Erstellung eines Leitbildes • transparente Kommunikation • Personalentwicklung • rauchfreie Betriebe • gesundes Kantinenessen • Ruheräume • Mentorenprogramme • arbeitspsychologischer Dienst • Trainings für Führungskräfte in gesundheitsbezogener Führung • alternsgerechte Arbeitsplatzgestaltung • Ausbildung von Gesundheitscoaches • Kinderbetreuung (z. B. Betriebskindergarten oder Zuschüsse zu Kinderbetreuungskosten) • Homeoffice und flexible Arbeitszeiten • Verlängerte Elternzeit

Tabelle 2: Verhaltens- und verhältnisorientierte Maßnahmen (eigene Darstellung)

5. Evaluation

Damit das Unternehmen den Erfolg der durchgeführten Maßnahmen messen kann, sollte ein Vorher/Nachher-Vergleich der festgelegten Kennzahlen erfolgen. Anschließend kann je nach der konkreten Ausformung der Maßnahmen die Kennzahlen individuell angepasst werden. Dieser Schritt sollte nicht vernachlässigt werden, da er einen wichtigen Indikator darstellt, um den Erfolg der einzelnen Bestrebungen zu messen und im Zuge der Nachhaltigkeit über die Fortführung bestimmter Maßnahmen entscheiden zu können.

6. Nachhaltigkeit

Basierend auf den Ergebnissen der Evaluationsphase, kann die Unternehmensberatung dauerhaft Maßnahmen implementieren, die sich als effektiv herausgestellt haben und von den Mitarbeitern als hilfreich empfunden wurden. Außerdem könnte auch eine weitere Arbeitsgruppe gegründet werden, die sich in regelmäßigen Abständen trifft und über den aktuellen Stand, als auch über neue Maßnahmen austauscht. Regelmäßige Arbeitsplatzanalysen und Kooperation mit Krankenkassen und Fitnessstudios zur Durchführung von Gesundheitstagen könnten an dieser Stelle ebenfalls berücksichtigt werden.

4 Diskussion und Schlussfolgerung

Aufbauend auf den theoretischen Bezugsrahmen wurden im ersten Teil der Studienarbeit Zeit- und Selbstmanagementmethoden sowie Arten der Stressbewältigung vorgestellt, die anschließend auf den Fall Markus Müller angewandt wurden. Es wurden Lösungsstrategien und ein beispielhafter Wochenplan aufgestellt, um die Work-Life-Balance des Beraters zu verbessern.

Die in der Studienarbeit vorgestellten Selbst- und Zeitmanagementmethoden stellen nur einen kleinen ausgewählten Teil, der in der Praxis gelebten Methoden dar. Die Vorteile reichen von der bestmöglichen Nutzung der verfügbaren Zeit durch bessere Strukturierung und Priorisierung von Aufgaben bis zum vorbeugenden Umgang mit Stress und kann im beruflichen als auch privaten Leben angewendet werden. Eine ausgewogene Work-Life-Balance sorgt überdies für erhöhte Konzentration und mehr Freiraum für Entspannung. Mit dem Wissen zur eigenen Leistungskurve und einer geeigneten Tagesplanung ist es möglich, die Ressource Zeit optimaler einzusetzen.

An dieser Stelle sollte jedoch erwähnt werden, dass die angewandten Methoden keine allumfassende Lösung darstellt. Am Beispiel des Eisenhower-Prinzip bietet nicht jedes Unternehmen die Möglichkeit, Aufgaben an eine andere Person zu delegieren, sodass sie am Ende doch selbst übernommen werden müssen. Auch lassen sich manche Aufgaben schwer in die vier Kategorien einordnen. Insbesondere bei neuen Projekten können Aufgaben oft noch gar nicht richtig abgeschätzt werden. Wenn ein Mitarbeiter seine Zeit und Aufgaben aufgrund der Arbeitsstruktur nicht selbst einteilen kann, kommt auch die ALPEN-Methode schnell an ihre Grenzen. Außerdem kann die ideale Vorstellung 40% als Pufferzeit am Tag zu haben in einigen Branchen unrealistisch sein. Des Weiteren ist der beispielhafte Wochenplan lediglich eine modellhafte Annäherung, deren strenge Einhaltung im echten Leben eher unrealistisch ist. Wenn Markus Müller der strikten Orientierung des Plans folgt, könnte das zu zusätzlichem Stress führen.

Im zweiten Teil der Studienarbeit erfolgte eine theoretische Annäherung an das Thema Gesundheitsmanagement im Unternehmen, was die Grundlage für die anschließende Konzeptionierung eines BGM darstellte. Das BGM hat in den letzten Jahren stark an Bedeutung gewonnen. Trotz des hohen Aufwands und der Kosten überwiegen die Vorteile für Arbeitgeber und Mitarbeitern. Unternehmen können mit dem BGM neben der Verbesserung der Gesundheit auch eine verbesserte Motivation und Innovationsbereitschaft der Arbeitnehmer, sowie verbesserte Abläufe und Produktivität erzielen. Allerdings sollte sich nicht auf den erreichten Erfolgen ausgeruht werden. Im besten Fall wird das BGM als ein kontinuierlicher Entwicklungsprozess in die Unternehmenskultur eingebettet, um nachhaltige Verbesserungen zu erzielen. Dafür sollten vor allem aktuelle Entwicklungen in Technologie und Gesellschaft berücksichtigt werden. Wenn Maßnahmen für Mitarbeiter der Generation Y hilfreich waren heißt das nicht, dass Generation Z diese ebenfalls als förderlich empfindet. Insgesamt lohnt es sich besonders in Hinblick auf die Arbeitgeberattraktivität in betriebliche Gesundheitsförderung zu investieren.

Anzumerken ist, dass es aufgrund des begrenzten Umfangs dieser Studienarbeit kaum möglich war, die konkreten Einführungsschritte eines BGM zu erläutern. Außerdem waren als Voraussetzung nicht ausreichend Informationen über das Beratungsunternehmen vorhanden, um deren Ausgangslage entsprechend einschätzen und folglich Maßnahmen planen zu können. In der Praxis sind umfangreiche Ressourcen und monatelange Planung notwendig, damit ein detailliertes und ausführliches Konzept für die Implementierung ausgearbeitet werden kann.

Literaturverzeichnis

Bamberg, Eva; Ducki, Antje; Metz, Anna-Marie (2011): Gesundheitsförderung und Gesundheitsmanagement in der Arbeitswelt. Ein Handbuch. Göttingen: Hogrefe Verlag.

Bauer, Georg; Jenny, Gregor (2015): Gesundheit in Wirtschaft und Gesellschaft. In: Moser, Klaus (Hg.): Wirtschaftspsychologie. Berlin, Heidelberg: Springer, S. 207–227.

BKK Bundesverband (2013): Kein Stress mit dem Stress – Lösungen und Tipps für gesundes Führen im öffentlichen Dienst. Online: https://www.bgm-bkk.de/uploads/media/psyGA_Praxisordner.pdf (Zu-griff: 10.01.2021).

Böttger, Muriel; Weilandt, Moritz; Braun, Ottmar L. (2019): Zeitmanagement. In: Braun, Ottmar L. (Hg.): Selbstmanagement und Mentale Stärke im Arbeitsleben. Berlin, Heidelberg: Springer, S. 21–36.

Calm (2021): Finde deine Gelassenheit. Online: https://www.calm.com/de (Zugriff: 10.01.2021).

Collatz, Annelen; Gudat, Karin (2011): Work-Life-Balance. Göttingen: Hogrefe Verlag.

Di Giusto, Flavio; Frei, Claudia; Scherler, Patrik (2014): Weshalb Sie Ihr wichtigstes Meeting auf 10 Uhr legen sollten. In: KMU Business World.

Däfler, Martin-Niels (2018): Gib mir Geduld – aber flott! Wiesbaden: Springer Fachmedien.

Hering, Ekbert (2014): Zeitmanagement für Ingenieure. Wiesbaden: Springer Fachmedien.

Kaluza, Gert (2015): Stressbewältigung. Berlin, Heidelberg: Springer.

Kaluza, Gert; Chevalier, Anja (2018): Stressbewältigungstrainings für Erwachsene. In: Fuchs, Reinhard; Gerber, Markus (Hg.): Handbuch Stressregulation und Sport. Berlin, Heidelberg: Springer, S. 143–162.

Knoblauch, Jörg; Wöltje, Holger; Hausner, Marcus B.; Kimmich, Martin; Lachmann, Siegfried (2010): Zeitmanagement. Freiburg: Haufe-Lexware.

Meyer, Mona; Ahlers, Fridel (2013): Betriebliches Gesundheitsmanagement: Konzept und empirische Erkenntnisse. In: Behrens-Potratz, Anja; Lüke, Karl-Heinz; Ahlers, Fridel; Matthes, Roland (Hg.): Demografischer Wandel. Vielfältige Herausforderungen für Unternehmen und Gesellschaft. 1. Aufl. Göttingen: Cuvillier (Band 1), S. 193–212.

Papmeyer, Kathrin (2018): Work-Life-Balance im Kontext von mitarbeiterunterstützenden Dienstleistungen. Wiesbaden: Springer Fachmedien.

Sackmann, Sonja (2008): Möglichkeiten der Erfassung und Entwicklung von Unternehmenskultur. In: Badura, Bernhard; Schröder, Helmut; Vetter, Christian (Hg.): Fehlzeiten-Report 2008. Betriebliches Gesundheitsmanagement: Kosten und Nutzen. Heidelberg: Springer Medizin Verlag, S. 15–22.

Seiwert, Lothar (2015): Das 1 x 1 des Zeitmanagements: Zeiteinteilung, Selbstbestimmung, Lebensbalance (37. Aufl.). München: Gräfe und Unzer.

Sonntag, Antje (2016): Stressbewältigung durch Meditation. Wiesbaden: Springer Fachmedien.

Statista (2021): Arbeitsunfähigkeitstage aufgrund von Burn-out-Erkrankungen* in Deutschland in den Jahren 2004 bis 2019. Online: https://de.statista.com/statistik/daten/studie/239869/umfrage/arbeitsunfaehigkeitstage-aufgrund-von-burn-out-erkrankungen/ (Zugriff: 10.01.2021).

Struhs-Wehr, Karin (2017): Betriebliches Gesundheitsmanagement und Führung. Wiesbaden: Springer Fachmedien.

Treier, Michael (2021): Betriebliches Gesundheitsmanagement 4.0 im digitalen Zeitalter. Wiesbaden: Springer Fachmedien.

Ulich, Eberhard; Wülser, Marc (2012): Instrumente des betrieblichen Gesundheitsmanagements. In: Ulich, Eberhard; Wülser, Marc (Hg.): Gesundheitsmanagement in Unternehmen. Wiesbaden: Springer Fachmedien Wiesbaden, S. 123–238.

Walle, Oliver (2021): Betriebliches Gesundheitsmanagement: Einführung in 6 Phasen. Online: https://www.haufe.de/arbeitsschutz/gesundheit-umwelt/die-6-phasen-zur-einfuehrung-eines-bgm_94_282458.html (Zugriff: 10.01.2021).

Weisweiler, Silke; Dirscherl, Birgit; Braumandl, Isabell (2013): Zeit- und Selbstmanagement. Ein Trainingsmanual – Module, Methoden, Materialien für Training und Coaching. Berlin, Heidelberg: Springer.

Zimber, Andreas (2016): Gesund trotz Multitasking. Selbstmanagement für den Berufsalltag. Berlin, Heidelberg: Springer.

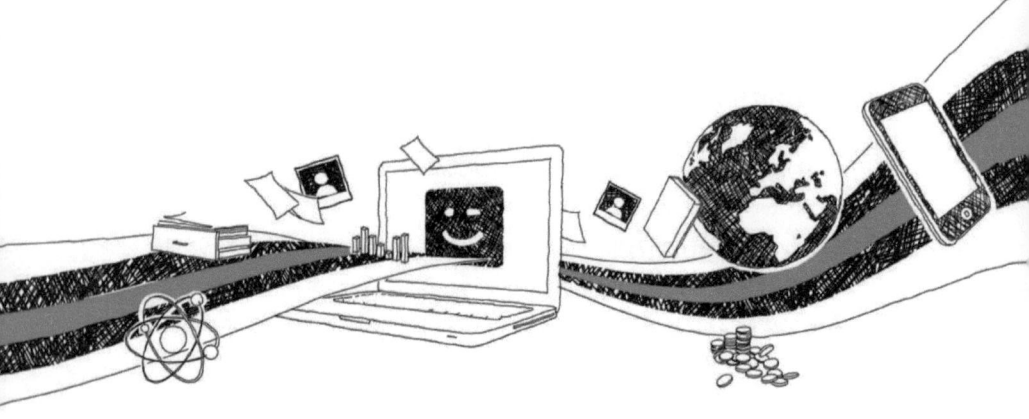
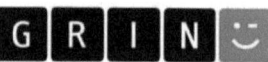